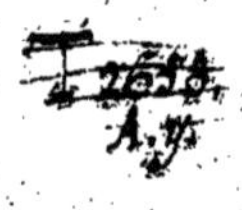

L'ART DE SE PRÉSERVER

DE LA

Contagion syphilitique.

L'ART DE SE PRÉSERVER

DE LA

CONTAGION SYPHILITIQUE,

A L'USAGE DES DEUX SEXES.

Par P. D. Thiaudière,

DOCTEUR EN MÉDECINE DE LA FACULTÉ DE PARIS,
ANCIEN CHIRURGIEN INTERNE DE L'HÔPITAL DES VÉNÉRIENS ET DE L'HÔTEL DIEU DE PARIS,
MEMBRE DE PLUSIEURS SOCIÉTÉS SAVANTES.

Le préservatif vaut mieux que le remède.

Prix : 1 fr. 50 c.

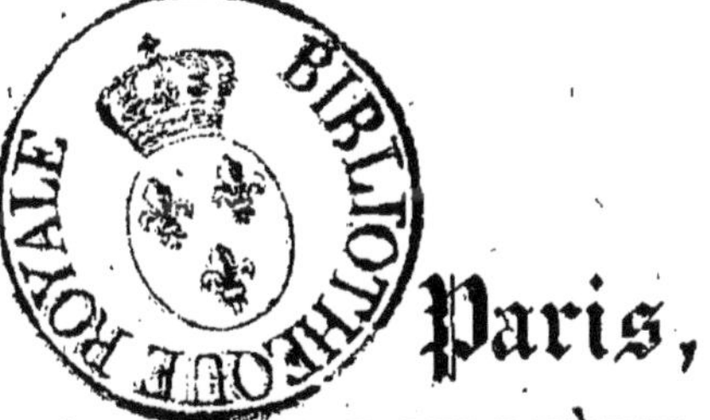

Paris,

GERMER-BAILLIÈRE, LIBRAIRE,

SUCCESSEUR DE Mme AUGER MÉQUIGNON,
RUE DE L'ÉCOLE DE MÉDECINE, No 13 (BIS).

—

1831.

AVANT-PROPOS.

✿

Maintenant, grâces aux progrès de notre civilisation, on est toujours bien venu quand on est utile, et, quel que soit le sujet de ses méditations, le médecin philosophe a droit à la reconnaissance de ses concitoyens quand il s'occupe de l'intérêt général.

Je sais bien qu'il existe encore de nos jours quelques moralistes au front soucieux et chagrin qui m'accuseront de chercher à favoriser le vice, en lui assurant l'impunité : mais je ne crains pas une semblable accusation, car c'est au nom de la morale publique que je publie le résultat de mes recherches et de mes expériences.

Oui, si l'on parvient à diminuer les ravages de la maladie vénérienne, et, plus tard, à la prévenir sans retour, on aura, à mon avis, délivré l'humanité d'un fléau d'autant plus

dangereux que sa marche est insidieuse et sa forme variée.

Ne craignons plus d'appeler les
choses par leur nom : je laisse vo-
lontiers à d'autres le plaisir de faire
la guerre aux mots, pour moi, c'est
à la *syphilis* que j'en veux; c'est à
la prévenir plutôt qu'à la combat-
tre que je m'attache, depuis que j'ai
eu l'occasion d'observer à l'hôpital
des vénériens de Paris les effroyables
terminaisons de cette affection, contre laquelle l'art s'est trop souvent
montré impuissant.

L'ART DE SE PRÉSERVER

DE LA

CONTAGION SYPHILITIQUE.

Pourquoi la nature si prévoyante dans tout ce qu'elle a fait, si ingénieuse à trouver un attrait qui invitât au rapprochement des sexes, n'a-t-elle pas voulu que le plaisir fût sans *partage* et qu'on n'eût jamais à se REPROCHER de l'avoir admirée dans ce qu'elle a créé de plus parfait et de plus aimable? nous n'aurions pas aujourd'hui à déplorer tous les dangers de la syphilis, et l'amour n'aurait pas besoin de *gardes* pour veiller à sa propre sûreté.

Mais il en a été décidé autrement, et le fameux système des *compensations* a su établir là comme partout sa règle inévitable; et aussitôt nous avons vu apparaître la syphilis, le mal de Naples, *l'invasion* du XVe siècle, etc.

Si l'on en croit les historiens, ce furent les soldats de *Christophe Colomb* qui apportèrent

ce fléau de l'Amérique, quand ils débarquè-
rent dans le royaume de Naples, en *mai* 1495,
après avoir séjourné quelque temps à Séville
et à Barcelone où ils avaient déjà commencé à
le répandre: Cependant en 1786, plusieurs
médecins d'un grand mérite, au nombre des-
quels je citerai le savant *Hensler*, éclairés
par la lecture d'ouvrages antérieurs à la dé-
couverte du Nouveau - Monde, contestèrent
cette origine admise par *Astruc* et un grand
nombre d'écrivains, et s'efforcèrent de
persuader que cette contagion avait existé
de toute antiquité, quoiqu'avec moins de
violence que depuis l'époque qu'on assignait
à sa naissance.

Quoi qu'il en soit de l'origine de la syphilis,
qu'elle la tire de l'intempérie des saisons, ou
comme on a été assez ridicule pour le dire, de
l'influence des astres ou de la *colère divine*,
il n'en est pas moins vrai qu'elle a désolé et
désole encore la plupart des contrées de la
terre.

Serait-ce donc un *virus*, ou comme l'a si
bien nommé *Hunter*, un *poison animal morbide*,
une matière éminemment contagieuse encore

(11)

inconnue dans sa nature intime, mais dont on
apprécie l'action sur l'économie par les seuls
effets qu'y développe sa présence ?

Je le crois, quoi qu'en aient dit plusieurs
auteurs très recommandables d'ailleurs, mais
qui regardent toutes les inflammations comme
identiques et ne devant les nombreuses nuances
qu'elles présentent qu'à la diversité des tissus
où elles se développent, et non à la spécificité
de la cause irritante qui les a produites ; c'est
un virus qui se transmet par la voie de l'absorption lymphatique ou veineuse d'un individu
malade à un autre qui est sain, quand il est mis
en contact avec des parties naturellement dé-
pourvues d'épiderme sec, ou accidentellement
excoriées.

Aujourd'hui le développement et la marche
des symptômes de cette maladie ne sont plus
exactement les mêmes qu'au quinzième ou au
seizième siècle ; on en a fait deux classes bien
distinctes : la première comprend les accidents
primitifs qui, signalant les premiers effets du
principe contagieux sur l'économie, se montrent aux régions sur lesquelles le virus a été
appliqué ; ainsi les chancres, les écoulements,

les pustules muqueuses, et quelquefois les
végétations.

Dans la seconde classe sont rangés les accidents consécutifs qui se montrent à une époque
plus ou moins éloignée du jour de l'infection
et de la guérison des symptômes d'invasion ;
ainsi les ulcères à la gorge, ceux qui reparais-
sent aux organes génitaux, les bubons, les
pustules cutanées, les exostoses, les douleurs
ostéocopes nocturnes, etc., etc., forment le
cortége hideux qui peut suivre une infection
vénérienne.

D'après ce qui précède, tout le monde sent
l'importance de bien étudier cette maladie
qui peut revêtir tant de formes sans changer
son nom; aussi le diagnostic de la syphilis ré-
clame-t-il toute l'attention et toute la perspi-
cacité des médecins, car c'est d'après lui
qu'on se décide pour le traitement à employer.

Ne devant m'occuper ici que des moyens
de prévenir la syphilis, ce serait en vain qu'on
attendrait de moi une exposition détaillée des
moyens thérapeutiques qu'on emploie pour
la guérir ; je me bornerai à quelques réflexions

que je crois importantes et qui compléteront ces considérations générales.

Le traitement doit varier suivant la nature de la maladie, suivant son intensité, suivant la constitution des malades, et suivant les complications. Cette proposition conforme à l'expérience et aux saines doctrines, n'est pourtant pas suivie par la plupart des médecins, qui faisant tout plier à leurs théories, emploient d'une manière exclusive contre toute espèce de symptômes vénériens, les uns le mercure et ses diverses préparations, les autres le traitement antiphlogistique pur et simple.

A mon avis, les uns et les autres ont tort; il est tel individu sur lequel on s'obstine inutilement à déployer toutes les ressources de l'appareil antiphlogistique, qui guérirait très bien par les préparations mercurielles, et tel autre que les antiphlogistiques seuls parviendraient à guérir sans qu'il soit besoin de lui faire subir un traitement dont le moindre inconvénient est d'être inutile : enfin dans plus d'une circonstance il est nécessaire de faire concourir ces deux méthodes au traitement d'une affection qui se joue souvent de tous les moyens qu'on lui oppose.

De tout ce que je viens de dire, je conclus que les seuls antiphlogistiques pourront suffire dans le traitement des symptômes primitifs; ainsi le plus ordinairement, pour guérir une blénorrhagie; on conseillera un régime sévère, l'usage de boissons émollientes, de bains prolongés, quelquefois l'application de sangsues au périnée, et enfin pour tarir complétement l'écoulement, l'usage d'une potion rendue astringente avec le baume de copahu ou le poivre cubèbe.

Pour faire disparaître des chancres et des pustules humides, il suffira de les cautériser souvent avec le nitrate d'argent fondu, de les baigner dans des liqueurs émollientes, et de les panser avec des préparations opiacées, etc.

Mais, si malgré ce traitement rationnel, il survient des accidents consécutifs; des bubons, des ulcères à la gorge, aux fosses nasales; des pustules cutanées, etc., alors le médecin sage doit voir qu'il a été devancé par la maladie, et que, de toute nécessité, il lui faut la poursuivre et l'arrêter, plutôt que de rester fidèle à ses principes , en demeurant paisible spectateur de ses ravages. C'est là que les préparations mercurielles doivent être invoquées , qu'il faut en proportionner la dose et la forme à la constitution des malades, à leur goût ; à leur âge , etc.

OBSERVATION.

J'ai eu occasion de traiter en juillet 1830 , un jeune homme employé dans une maison de droguerie de la rue des Cinq - Diamants, à Paris. Ce jeune homme avait un écoulement qui durait depuis plusieurs mois, et qui avait résisté aux moyens les plus énergiques, même aux injections faites avec une solution assez concentrée de sulfate de zinc.

Fatigué de sa longue *abstinence* et de l'*incorrigibilité* de sa blénorrhagie, M. D*** contracta de nouveau des liaisons suspectes, et peu après, son écoulement durant toujours, il lui survint deux chancres sur le prépuce ; ce fut alors qu'il me consulta.

Je cautérisai légèrement les chancres avec le nitrate d'argent fondu et les pansai avec de

la charpie imbibée d'une forte solution d'o-
pium.

Après quelques jours de ce traitement, passés
sans changements notables, il se forma un para-
phimosis qui ne se fit remarquer que par l'a-
vantage qu'il me donna de panser plus facile-
ment les chancres qu'il isolait du gland ; mais
je vis bientôt apparaître un engorgement dou-
loureux et circonscrit des glandes de l'aîne du
côté droit ; une première application de sangsues ne produisit aucun résultat, j'y revins de
manière à en appliquer jusqu'à deux cents, par
intervalles de deux jours ; alors la tumeur
qui avait constamment été dure et rénittente,
laissa percevoir de la fluctuation ; j'en fis l'ou-
verture, et j'eus à vider un foyer d'autant
moins abondant et plus circonscrit, qu'une
grande quantité de sangsues avait été chargée
de soustraire les matériaux ordinaires du pus.
La guérison ne se fit pas long-temps attendre, et
M. D*** fit, d'après mon conseil, un traitement
par les pilules de deutochlorure de mercure,
qui le mettra à l'abri de récidives fâcheuses.

C'est ainsi que j'ai cru devoir conduire cette
maladie qui s'était présentée sous des formes

inquiétantes. Je pense que pour démontrer la marche insidieuse de la contagion syphilitique, ce n'est pas assez d'avoir tracé les deux ordres de symptômes qu'on y rattache, ni d'avoir prouvé qu'un seul et même traitement ne peut convenir exclusivement à toutes les formes que peut revêtir cette diabolique affection ; c'est encore par des faits frappants d'authenticité, qu'il convient de persuader tout le monde de cette grande vérité : ces faits, je les tire d'observations que j'ai publiées en décembre 1828 dans le numéro 57, tome III de la *Clinique des Hôpitaux*, et en février 1829, dans la *Revue Médicale*. Je vais rapporter ici quelques-unes de ces observations, toutes recueillies sur des nourrices.

PREMIÈRE OBSERVATION.

Marguerite M....., âgée de quarante-sept ans, était enceinte de quatre mois, lorsque, suivant son rapport son mari gagna une maladie vénérienne, à laquelle elle eut le bonheur d'échapper, malgré ses relations avec lui ; mais elle accoucha d'un enfant, chez lequel il survint, au bout de six semaines, des ulcérations aux fesses, des pustules aux membres inférieurs et un abcès à la cuisse. Cette femme, à son entrée à l'hôpital, ne présentait encore aucuns symptômes syphilitiques; cependant, par prudence et dans l'intérêt de son enfant, on lui fit subir un traitement par les frictions mercurielles.

DEUXIÈME OBSERVATION.

Adèle R....., âgée de vingt-deux ans, enceinte de plusieurs mois, se présenta à l'hôpital ayant une blénorrhagie très intense, des chancres et des pustules muqueuses aux grandes lèvres, aux cuisses et à l'anus. Plus tard, elle eut une ophthalmie à l'œil droit qu'on combattit avec succès, par l'application de vingt-quatre sangsues à la tempe et par l'eau de laitue. On ne lui fit subir aucun traitement; et ce ne fut pas sans surprise qu'on vit, huit jours avant son accouchement, disparaître tous ces symptômes syphilitiques qui se portèrent sur l'enfant huit jours après sa naissance.

Je pourrais multiplier encore les observations; mais celles-là me paraissent suffisantes; et il me semble qu'on peut en conclure, qu'il est des cas où l'infection du-père se porte sur l'enfant, sans que la mère en soit affectée, et qu'il peut arriver qu'un enfant, en venant au monde, délivre sa mère d'une maladie vénérienne en la contractant tout entière.

J'en ai dit assez dans ces considérations générales, pour prouver à qui pourrait en douter, que la syphilis est une maladie grave; qu'elle se divise et se subdivise en une infinité de symptômes qui forment autant de branches du même arbre; et que, lassée plutôt que vaincue par les moyens thérapeutiques qu'on lui oppose, elle BAT EN RETRAITE, AVEC L'ARRIÈRE-PENSÉE de saisir l'occasion de reparaître.

S'il en est ainsi, on a dû songer à prévenir plutôt qu'à soutenir l'attaque d'un ennemi aussi dangereux : cette idée est en effet venue à plusieurs médecins : voyons comment ils l'ont mise à profit, et quels avantages en sont résultés pour l'humanité.

Quand on découvrit la vaccine, devenue le préservatif de la petite vérole, quelques per-

sonnes eurent l'espoir de trouver aussi un préservatif de la *grosse;* elles ne pensaient pas
qu'on ne peut établir de comparaison entre la
variole qui n'a jamais lieu qu'une fois, et la
syphilis qui peut être contractée douze fois
et plus par la même personne, et y développer
les mêmes symptômes.

Assurément, le meilleur préservatif serait
bien celui conseillé vers le commencement du
XVIe siècle, par *Vindelinus Hock* et *Almiénar;*
savoir *d'éviter les occasions de se livrer à la
luxure;* mais, comme peu de personnes se
sentent capables d'une telle *continence,* force
a bien été de chercher d'autres moyens *prophylactique :* alors on a proposé et préconisé
une foule de méthodes qu'il suffira d'indiquer
pour en faire justice. C'est ainsi qu'on donna
pour préceptes *d'invoquer la Divinité,* d'appliquer un *jeune pigeon* ou une *grenouille*
fendus en deux sur la verge, immédiatement
après le coït; c'est ainsi qu'on a donné, comme
un moyen par excellence, l'introduction de la
verge *in vulvá equæ,* et une infinité d'autres
pratiques absurdes ou criminelles.

Il serait trop long de passer en revue toutes

les lotions et embrocations qu'on a conseil-
lées pour prévenir la syphilis : je me conten-
terai d'indiquer les principales et de discuter
avec impartialité ce qu'on est en droit d'en attendre.

Boërhaave prescrivait de se laver soigneuse-
ment à l'eau froide ; d'autres recommandèrent,
après lui, des lotions avec des infusions de substances aromatiques ou astringentes ; quelques-
uns préconisèrent les acides seuls, tel que le
vinaigre ou le citron. *Alexandre Pétronius*
prétendit qu'il suffisait de se laver avec son
urine immédiatement après le coït ; *Peyrille*
avait adopté les lotions avec l'ammoniaque
étendu d'eau. Depuis on a fait l'éloge de l'eau
de chaux récente, d'une solution de deutochlorure de mercure, de l'eau de goulard, etc.

Quelques praticiens ont conseillé de faire sur
la partie exposée au contact, des embrocations
préliminaires avec l'huile, l'axonge, le cérat,
l'onguent mercuriel, des savons particuliers et
d'autres corps gras, dans la vue de boucher
les orifices absorbants des parties sexuelles.

Enfin, on en est venu à fabriquer avec la bau-
druche de petits sacs oblongs, très minces et

très souples, destinés à couvrir le membre vi-
ril pendant le coït.

La grande quantité de tous ces remèdes
prouve leur insuffisance : le peu de succès des uns
donnait immédiatement lieu à une invention
nouvelle qui subissait le même sort ; de là cette
foule d'applications locales que le frottement
faisait aussitôt disparaître, et qu'il a fallu rem-
placer par une enveloppe ingénieuse, généralement en usage aujourd'hui, mais qui, se trou-
vant souvent perforée ou déchirée, ne peut
qu'inspirer une sécurité dangereuse. Je ne dis
rien des préservatifs administrés à l'intérieur,
dont la nullité est de toute évidence, ni des injections dont les inconvénients ne sont com-
pensés par aucun avantage, puisqu'elles ne peu-
vent agir que sur une portion peu étendue de
la surface par laquelle peut s'introduire le
principe virulent.

C'est à ce point qu'en était la science pour
ce qui regarde les préservatifs d'une maladie
qu'on peut, à juste titre, appeler un fléau :
les uns étaient nuisibles, les autres sans action,
tous pour la plupart tombés dans l'oubli.

Cette considération a dû me frapper, et dès

lors j'ai réfléchi aux moyens d'arriver plus sûrement à un résultat qui me semblait immense pour la société.

Rempli de cette idée, je me suis attaché à chercher un composé qui n'eût pas l'inconvénient de disparaître par le frottement, un véritable enduit qui pût, en conservant l'exquise sensibilité des parties, former une couche fine et légère à la surface du gland qu'elle rendrait inaccessible à toute espèce d'absorption. Je dois l'avouer, mes premiers essais ont été infructueux ; les substances que j'employais se laissaient pénétrer par d'autres liquides ; cette circonstance repoussait jusqu'à l'espérance du succès ; enfin, à force de combinaisons qu'il serait superflu de détailler ici, j'ai obtenu un composé tout-à-fait propre à remplir le but que je m'étais proposé ; c'est une agrégation heureuse et inoffensive de substances dont l'association n'a fait qu'augmenter la vertu ; je lui ai donné le nom de *mixture prophylactique*.

En présence de mon nouveau produit, j'ai examiné ses propriétés physiques qui ne m'ont rien offert que de satisfaisant ; il pouvait être

essayé sans danger sur les parties, afin de s'as-
surer de l'effet que produirait sur elles son
contact : eh bien, ces essais ont été tentés, et
en voilà franchement le résultat.

Si l'on enduit le gland et la face interne du
prépuce avec la *mixture prophylactique* que je
propose, ces parties ne tardent pas à devenir
luisantes, glissantes, et l'on aperçoit à leur
surface un léger vernis qui leur est adhérent ;
alors il suffit de plonger le pénis dans du lait,
ou tout simplement dans de l'eau, pour s'aper-
cevoir que la verge n'en est point humectée,
et que les différents liquides ont glissé sans
laisser de traces, et se sont dissipés comme
la *vapeur du souffle sur une glace polie.*

Il me semble que cette expérience, que tout
le monde peut répéter, est assez concluante, et
qu'elle permet de penser que le virus vénérien
sera de même inaccessible aux parties sexuelles ainsi protégées.

Mais il me tarde de résoudre une objection
qui pourrait être faite : le canal de l'urètre,
dirait-on, sans protection aucune, se rendrait,
de la *meilleure grace du monde*, accessible à
la contagion. A cela je répondrai qu'il trouve

son préservatif précisément dans les fonctions qu'il est appelé à remplir pendant le coït, savoir, l'éjaculation du sperme qui, pour se produire, rend difficile l'introduction d'un autre liquide ; au reste je ne verrais pas d'inconvénient à protéger de la même manière le *méat urinaire*.

Peut-être commence-t-on maintenant à supposer quelque valeur au nouveau préservatif que j'annonce ; mais ce n'est pas tout, il fallait des expériences *ad hoc*, qui ne permissent plus de douter de son efficacité : moi-même, je n'aurais pas voulu publier un semblable fait sans avoir acquis la conviction qu'il pouvait et devait être utile.

Il ne m'a pas été bien difficile d'obtenir un grand nombre d'expériences sur ce nouveau *prophylactique* ; car on rencontre assez de jeunes gens habitués à faire des plaisirs de l'amour *un billet de loterie*, pour qu'il s'en soit trouvé qui, confiants sur l'innocuité du remède, n'aient pas mieux demandé que de pouvoir mettre, à la première occasion, cette nouvelle chance en leur faveur.

On comprendra les raisons qui m'empêchent de donner ici leurs noms ; je passe de suite à ce qui m'a été raconté par quelques-uns d'entre eux.

PREMIÈRE OBSERVATION.

M*** eut, le 16 août 1830, des relations avec une femme dont les menstrues coulaient abondamment, et à qui on avait excisé, la veille, des végétations à l'entrée du vagin ; il n'employa pas d'autres précautions que de s'enduire la verge avant le coït, comme je l'ai indiqué, et de se la laver ensuite avec de l'eau pure : il ne lui est survenu depuis aucun accident syphilitique.

DEUXIÈME OBSERVATION.

Une autre personne plus hardie ou peut-être plus curieuse, s'est annoncée dans une maison en demandant une femme infectée ; la réponse fut qu'on n'en avait jamais ; mais comme il insista en disant que cela lui était égal, que même il y tenait pour faire une expérience, alors levant tous les scrupules, on lui en présenta une qui avait une blénorrhagie.

Aussitôt le jeune homme fit bon emploi de son préservatif ; mais sa compagne effrayée par des préparatifs qui n'étaient pas *dans ses mœurs*, voulut fuir ; et pour la retenir on lui fit observer que si cet enduit était inoffensif pour les parties qu'il revêtait, il ne pouvait en aucune manière altérer *celles* qu'elle avait intérêt à conserver *intactes* : elle se rendit à ces raisons, et depuis le jeune homme n'a éprouvé aucun symptôme de la maladie qu'il avait voulu prévenir.

TROISIÈME OBSERVATION.

M**** ne s'est pas contenté de protéger son pénis ; il a voulu enduire aussi les parties de celle dont il redoutait les faveurs, et le mal vénérien ne s'est montré nulle part : la femme avait cependant des pustules muqueuses aux grandes lèvres, et deux petits chancres à la commissure des petites lèvres, qu'on désigne généralement sous le nom de *fourchette*

QUATRIÈME OBSERVATION.

M***** s'est exposé avec une femme qui

avait une syphilis constitutionnelle ou invété-
rée, et n'en est pas devenu malade.

CINQUIÈME OBSERVATION.

M**** a eu des relations avec une femme
qui venait tout récemment de communiquer
du mal à un de ses amis; et le préservatif dont
il s'est servi a été d'une efficacité qui s'est
toujours soutenue.

Je pourrais accumuler ici les exem-
ples, mais j'ai choisi les plus saillants qui sont
comme une garantie du *prophylactique* que
j'ai découvert.

Il me semble utile, maintenant, d'entrer
dans quelques développements sur la manière
de l'employer.

Quand bien même l'impuissance des premiers préservatifs ne serait pas suffisamment
reconnue, je soutiens que le mode d'emploi
qu'on en faisait devait les rendre inefficaces;
en effet, c'était toujours après le coït qu'on
en faisait usage : et qui pouvait se vanter
d'avoir justement saisi l'à-propos, d'avoir devancé l'absorption?

Personne assurément, car on n'a pas encore, que je sache, calculé combien il fallait de *secondes* ou de *minutes* après la copulation, pour que l'absorption du virus syphilitique ait eu le temps de se produire.

Quant à moi, c'est avant le coït que je conseille d'employer le préservatif, parce que sa présence sur les parties qui se trouveront en contact, neutralisera bien plus sûrement l'action virulente qu'on redoute, et l'on n'aura plus, après, que des soins de propreté à prendre.

Mais quels conseils donner, pour qu'ils soient à la portée de tout le monde, qu'ils se prêtent à toutes les *circonstances* et à toutes les *susceptibilités* ?

C'est là qu'on pourrait dire, *que l'auteur fut embarrassé;* cependant je vais tâcher de concilier toutes les *exigeances.* — Il me semble que le préservatif sera inutile dans les cas où l'on aura des raisons pour ne pas suspecter la santé de celle dont on obtiendra les faveurs (et ces cas se trouvent encore assez fréquemment); alors il sera tout simple de lui éviter des préparatifs qui pourraient blesser sa délicatesse.

Mais lorsque l'on se trouvera *égaré* dans des lieux dont on ne connaît pas trop bien les *entourages*, alors on peut tout faire pour retrouver son *chemin* : il est permis de tout *préparer*, de tout *déployer* et *reployer*, de même qu'on visite, dans un magasin de nouveautés, vingt pièces pour en choisir une.

Je dois dire qu'il n'est pas indispensablement nécessaire de se préparer à l'instant même; qu'on peut l'avoir fait quelques heures d'avance.

Bien que je croie qu'il suffise d'enduire le gland et le prépuce pour éloigner toute crainte, cependant je ne pourrais qu'approuver ceux qui, pour plus grande sécurité, voudraient en étendre l'usage sur les parties de la femme : c'est dire implicitement que les femmes pourront, dans l'emploi de ce préservatif, se conduire de la même manière.

Dans la composition de la *mixture* que j'ai fait préparer, j'ai voulu qu'on pût réunir la substance qui devait former sur le gland l'espèce d'enduit imperméable chargé de fermer les orifices absorbants, celle qui devait favoriser le glissement des parties, et enfin celle que je regarde comme le *contre-poison* du virus vénérien : cette association s'est faite de manière à conserver à chaque substance les propriétés que je lui ai reconnues.

En publiant cet écrit, je n'ai eu d'autres vues que d'être utile à l'humanité ; je serai trop payé si l'expérience générale confirme mon espoir.

FIN.

LA MIXTURE PROPHYLACTIQUE

SE TROUVE EN DÉPÔT A PARIS,

CHEZ M. LESEURRE, PHARMACIEN,
Rue de la Harpe, n. 71.

Le seul à qui j'ai remis ma formule.

Chaque flacon se vend 4 francs.

IMPRIMERIE D'HIPPOLYTE TILLIARD, RUE DE LA HARPE, N. 88.

www.ingramcontent.com/pod-product-compliance
Ingram Content Group UK Ltd.
Pitfield, Milton Keynes, MK11 3LW, UK
UKHW022319170726
13837UKWH00005BA/2081